NAME	PHONE	EMAIL
NAME	PHONE	EMAIL

NAME	PHONE	EMAIL
NAME	PHONE	EMAIL

NAME	PHONE	EMAIL

Time		Monday / /	Tuesday / /	Wednesday / /	Thursday / /
8 AM	00				
	15				
	30				
	45				
9 AM	00				
	15				
	30				
	45				
10 AM	00				
	15				
	30				
	45				
11 AM	00				
	15				
	30				
	45				
12 PM	00				
	15				
	30				
	45				
1 PM	00				
	15				
	30				
	45				
2 PM	00				
	15				
	30				
	45				
3 PM	00				
	15				
	30				
	45				
4 PM	00				
	15				
	30				
	45				
5 PM	00				
	15				
	30				
	45				
6 PM	00				
	15				
	30				
	45				
7 PM	00				
	15				
	30				
	45				
8 PM	00				
	15				
	30				
	45				
9 PM	00				
	15				
	30				
	45				

Time	Friday / /	Saturday / /	Sunday / /	Notes
8 AM	00 15 30 45			
9 AM	00 15 30 45			
10 AM	00 15 30 45			
11 AM	00 15 30 45			
12 PM	00 15 30 45			
1 PM	00 15 30 45			
2 PM	00 15 30 45			
3 PM	00 15 30 45			
4 PM	00 15 30 45			
5 PM	00 15 30 45			
6 PM	00 15 30 45			
7 PM	00 15 30 45			
8 PM	00 15 30 45			
9 PM	00 15 30 45			

Time	Monday / /	Tuesday / /	Wednesday / /	Thursday / /
8AM — 00 / 15 / 30 / 45				
9AM — 00 / 15 / 30 / 45				
10AM — 00 / 15 / 30 / 45				
11AM — 00 / 15 / 30 / 45				
12PM — 00 / 15 / 30 / 45				
1PM — 00 / 15 / 30 / 45				
2PM — 00 / 15 / 30 / 45				
3PM — 00 / 15 / 30 / 45				
4PM — 00 / 15 / 30 / 45				
5PM — 00 / 15 / 30 / 45				
6PM — 00 / 15 / 30 / 45				
7PM — 00 / 15 / 30 / 45				
8PM — 00 / 15 / 30 / 45				
9PM — 00 / 15 / 30 / 45				

Time	Friday / /	Saturday / /	Sunday / /	Notes
8 AM	00 15 30 45			
9 AM	00 15 30 45			
10 AM	00 15 30 45			
11 AM	00 15 30 45			
12 PM	00 15 30 45			
1 PM	00 15 30 45			
2 PM	00 15 30 45			
3 PM	00 15 30 45			
4 PM	00 15 30 45			
5 PM	00 15 30 45			
6 PM	00 15 30 45			
7 PM	00 15 30 45			
8 PM	00 15 30 45			
9 PM	00 15 30 45			

Time		Monday / /	Tuesday / /	Wednesday / /	Thursday / /
8 AM	00 15 30 45				
9 AM	00 15 30 45				
10 AM	00 15 30 45				
11 AM	00 15 30 45				
12 PM	00 15 30 45				
1 PM	00 15 30 45				
2 PM	00 15 30 45				
3 PM	00 15 30 45				
4 PM	00 15 30 45				
5 PM	00 15 30 45				
6 PM	00 15 30 45				
7 PM	00 15 30 45				
8 PM	00 15 30 45				
9 PM	00 15 30 45				

Time	Friday / /	Saturday / /	Sunday / /	Notes
8 AM	00 15 30 45			
9 AM	00 15 30 45			
10 AM	00 15 30 45			
11 AM	00 15 30 45			
12 PM	00 15 30 45			
1 PM	00 15 30 45			
2 PM	00 15 30 45			
3 PM	00 15 30 45			
4 PM	00 15 30 45			
5 PM	00 15 30 45			
6 PM	00 15 30 45			
7 PM	00 15 30 45			
8 PM	00 15 30 45			
9 PM	00 15 30 45			

Time		Monday / /	Tuesday / /	Wednesday / /	Thursday / /
8 AM	00 15 30 45				
9 AM	00 15 30 45				
10 AM	00 15 30 45				
11 AM	00 15 30 45				
12 PM	00 15 30 45				
1 PM	00 15 30 45				
2 PM	00 15 30 45				
3 PM	00 15 30 45				
4 PM	00 15 30 45				
5 PM	00 15 30 45				
6 PM	00 15 30 45				
7 PM	00 15 30 45				
8 PM	00 15 30 45				
9 PM	00 15 30 45				

Time		Friday / /	Saturday / /	Sunday / /	Notes
8 AM	00 15 30 45				
9 AM	00 15 30 45				
10 AM	00 15 30 45				
11 AM	00 15 30 45				
12 PM	00 15 30 45				
1 PM	00 15 30 45				
2 PM	00 15 30 45				
3 PM	00 15 30 45				
4 PM	00 15 30 45				
5 PM	00 15 30 45				
6 PM	00 15 30 45				
7 PM	00 15 30 45				
8 PM	00 15 30 45				
9 PM	00 15 30 45				

Time		Monday / /	Tuesday / /	Wednesday / /	Thursday / /
8 AM	00				
	15				
	30				
	45				
9 AM	00				
	15				
	30				
	45				
10 AM	00				
	15				
	30				
	45				
11 AM	00				
	15				
	30				
	45				
12 PM	00				
	15				
	30				
	45				
1 PM	00				
	15				
	30				
	45				
2 PM	00				
	15				
	30				
	45				
3 PM	00				
	15				
	30				
	45				
4 PM	00				
	15				
	30				
	45				
5 PM	00				
	15				
	30				
	45				
6 PM	00				
	15				
	30				
	45				
7 PM	00				
	15				
	30				
	45				
8 PM	00				
	15				
	30				
	45				
9 PM	00				
	15				
	30				
	45				

Time		Friday / /	Saturday / /	Sunday / /	Notes
8 AM	00 15 30 45				
9 AM	00 15 30 45				
10 AM	00 15 30 45				
11 AM	00 15 30 45				
12 PM	00 15 30 45				
1 PM	00 15 30 45				
2 PM	00 15 30 45				
3 PM	00 15 30 45				
4 PM	00 15 30 45				
5 PM	00 15 30 45				
6 PM	00 15 30 45				
7 PM	00 15 30 45				
8 PM	00 15 30 45				
9 PM	00 15 30 45				

Time		Monday / /	Tuesday / /	Wednesday / /	Thursday / /
8 AM	00				
	15				
	30				
	45				
9 AM	00				
	15				
	30				
	45				
10 AM	00				
	15				
	30				
	45				
11 AM	00				
	15				
	30				
	45				
12 PM	00				
	15				
	30				
	45				
1 PM	00				
	15				
	30				
	45				
2 PM	00				
	15				
	30				
	45				
3 PM	00				
	15				
	30				
	45				
4 PM	00				
	15				
	30				
	45				
5 PM	00				
	15				
	30				
	45				
6 PM	00				
	15				
	30				
	45				
7 PM	00				
	15				
	30				
	45				
8 PM	00				
	15				
	30				
	45				
9 PM	00				
	15				
	30				
	45				

Time	Friday / /	Saturday / /	Sunday / /	Notes
8 AM	00 15 30 45			
9 AM	00 15 30 45			
10 AM	00 15 30 45			
11 AM	00 15 30 45			
12 PM	00 15 30 45			
1 PM	00 15 30 45			
2 PM	00 15 30 45			
3 PM	00 15 30 45			
4 PM	00 15 30 45			
5 PM	00 15 30 45			
6 PM	00 15 30 45			
7 PM	00 15 30 45			
8 PM	00 15 30 45			
9 PM	00 15 30 45			

Time		Monday / /	Tuesday / /	Wednesday / /	Thursday / /
8 AM	00				
	15				
	30				
	45				
9 AM	00				
	15				
	30				
	45				
10 AM	00				
	15				
	30				
	45				
11 AM	00				
	15				
	30				
	45				
12 PM	00				
	15				
	30				
	45				
1 PM	00				
	15				
	30				
	45				
2 PM	00				
	15				
	30				
	45				
3 PM	00				
	15				
	30				
	45				
4 PM	00				
	15				
	30				
	45				
5 PM	00				
	15				
	30				
	45				
6 PM	00				
	15				
	30				
	45				
7 PM	00				
	15				
	30				
	45				
8 PM	00				
	15				
	30				
	45				
9 PM	00				
	15				
	30				
	45				

Week / / To / /

Time		Friday / /	Saturday / /	Sunday / /	Notes
8 AM	00 15 30 45				
9 AM	00 15 30 45				
10 AM	00 15 30 45				
11 AM	00 15 30 45				
12 PM	00 15 30 45				
1 PM	00 15 30 45				
2 PM	00 15 30 45				
3 PM	00 15 30 45				
4 PM	00 15 30 45				
5 PM	00 15 30 45				
6 PM	00 15 30 45				
7 PM	00 15 30 45				
8 PM	00 15 30 45				
9 PM	00 15 30 45				

Time		Monday / /	Tuesday / /	Wednesday / /	Thursday / /
8 AM	00				
	15				
	30				
	45				
9 AM	00				
	15				
	30				
	45				
10 AM	00				
	15				
	30				
	45				
11 AM	00				
	15				
	30				
	45				
12 PM	00				
	15				
	30				
	45				
1 PM	00				
	15				
	30				
	45				
2 PM	00				
	15				
	30				
	45				
3 PM	00				
	15				
	30				
	45				
4 PM	00				
	15				
	30				
	45				
5 PM	00				
	15				
	30				
	45				
6 PM	00				
	15				
	30				
	45				
7 PM	00				
	15				
	30				
	45				
8 PM	00				
	15				
	30				
	45				
9 PM	00				
	15				
	30				
	45				

Time		Friday / /	Saturday / /	Sunday / /	Notes
8 AM	00 15 30 45				
9 AM	00 15 30 45				
10 AM	00 15 30 45				
11 AM	00 15 30 45				
12 PM	00 15 30 45				
1 PM	00 15 30 45				
2 PM	00 15 30 45				
3 PM	00 15 30 45				
4 PM	00 15 30 45				
5 PM	00 15 30 45				
6 PM	00 15 30 45				
7 PM	00 15 30 45				
8 PM	00 15 30 45				
9 PM	00 15 30 45				

Time		Monday / /	Tuesday / /	Wednesday / /	Thursday / /
8 AM	00				
	15				
	30				
	45				
9 AM	00				
	15				
	30				
	45				
10 AM	00				
	15				
	30				
	45				
11 AM	00				
	15				
	30				
	45				
12 PM	00				
	15				
	30				
	45				
1 PM	00				
	15				
	30				
	45				
2 PM	00				
	15				
	30				
	45				
3 PM	00				
	15				
	30				
	45				
4 PM	00				
	15				
	30				
	45				
5 PM	00				
	15				
	30				
	45				
6 PM	00				
	15				
	30				
	45				
7 PM	00				
	15				
	30				
	45				
8 PM	00				
	15				
	30				
	45				
9 PM	00				
	15				
	30				
	45				

Time		Friday / /	Saturday / /	Sunday / /	Notes
8 AM	00 15 30 45				
9 AM	00 15 30 45				
10 AM	00 15 30 45				
11 AM	00 15 30 45				
12 PM	00 15 30 45				
1 PM	00 15 30 45				
2 PM	00 15 30 45				
3 PM	00 15 30 45				
4 PM	00 15 30 45				
5 PM	00 15 30 45				
6 PM	00 15 30 45				
7 PM	00 15 30 45				
8 PM	00 15 30 45				
9 PM	00 15 30 45				

Time		Monday / /	Tuesday / /	Wednesday / /	Thursday / /
8 AM	00				
	15				
	30				
	45				
9 AM	00				
	15				
	30				
	45				
10 AM	00				
	15				
	30				
	45				
11 AM	00				
	15				
	30				
	45				
12 PM	00				
	15				
	30				
	45				
1 PM	00				
	15				
	30				
	45				
2 PM	00				
	15				
	30				
	45				
3 PM	00				
	15				
	30				
	45				
4 PM	00				
	15				
	30				
	45				
5 PM	00				
	15				
	30				
	45				
6 PM	00				
	15				
	30				
	45				
7 PM	00				
	15				
	30				
	45				
8 PM	00				
	15				
	30				
	45				
9 PM	00				
	15				
	30				
	45				

Time		Friday / /	Saturday / /	Sunday / /	Notes
8 AM	00				
	15				
	30				
	45				
9 AM	00				
	15				
	30				
	45				
10 AM	00				
	15				
	30				
	45				
11 AM	00				
	15				
	30				
	45				
12 PM	00				
	15				
	30				
	45				
1 PM	00				
	15				
	30				
	45				
2 PM	00				
	15				
	30				
	45				
3 PM	00				
	15				
	30				
	45				
4 PM	00				
	15				
	30				
	45				
5 PM	00				
	15				
	30				
	45				
6 PM	00				
	15				
	30				
	45				
7 PM	00				
	15				
	30				
	45				
8 PM	00				
	15				
	30				
	45				
9 PM	00				
	15				
	30				
	45				

Time		Monday / /	Tuesday / /	Wednesday / /	Thursday / /
8 AM	00				
	15				
	30				
	45				
9 AM	00				
	15				
	30				
	45				
10 AM	00				
	15				
	30				
	45				
11 AM	00				
	15				
	30				
	45				
12 PM	00				
	15				
	30				
	45				
1 PM	00				
	15				
	30				
	45				
2 PM	00				
	15				
	30				
	45				
3 PM	00				
	15				
	30				
	45				
4 PM	00				
	15				
	30				
	45				
5 PM	00				
	15				
	30				
	45				
6 PM	00				
	15				
	30				
	45				
7 PM	00				
	15				
	30				
	45				
8 PM	00				
	15				
	30				
	45				
9 PM	00				
	15				
	30				
	45				

Time		Friday / /	Saturday / /	Sunday / /	Notes
8 AM	00				
	15				
	30				
	45				
9 AM	00				
	15				
	30				
	45				
10 AM	00				
	15				
	30				
	45				
11 AM	00				
	15				
	30				
	45				
12 PM	00				
	15				
	30				
	45				
1 PM	00				
	15				
	30				
	45				
2 PM	00				
	15				
	30				
	45				
3 PM	00				
	15				
	30				
	45				
4 PM	00				
	15				
	30				
	45				
5 PM	00				
	15				
	30				
	45				
6 PM	00				
	15				
	30				
	45				
7 PM	00				
	15				
	30				
	45				
8 PM	00				
	15				
	30				
	45				
9 PM	00				
	15				
	30				
	45				

Time		Monday / /	Tuesday / /	Wednesday / /	Thursday / /
8 AM	00				
	15				
	30				
	45				
9 AM	00				
	15				
	30				
	45				
10 AM	00				
	15				
	30				
	45				
11 AM	00				
	15				
	30				
	45				
12 PM	00				
	15				
	30				
	45				
1 PM	00				
	15				
	30				
	45				
2 PM	00				
	15				
	30				
	45				
3 PM	00				
	15				
	30				
	45				
4 PM	00				
	15				
	30				
	45				
5 PM	00				
	15				
	30				
	45				
6 PM	00				
	15				
	30				
	45				
7 PM	00				
	15				
	30				
	45				
8 PM	00				
	15				
	30				
	45				
9 PM	00				
	15				
	30				
	45				

Time		Friday / /	Saturday / /	Sunday / /	Notes
8 AM	00 / 15 / 30 / 45				
9 AM	00 / 15 / 30 / 45				
10 AM	00 / 15 / 30 / 45				
11 AM	00 / 15 / 30 / 45				
12 PM	00 / 15 / 30 / 45				
1 PM	00 / 15 / 30 / 45				
2 PM	00 / 15 / 30 / 45				
3 PM	00 / 15 / 30 / 45				
4 PM	00 / 15 / 30 / 45				
5 PM	00 / 15 / 30 / 45				
6 PM	00 / 15 / 30 / 45				
7 PM	00 / 15 / 30 / 45				
8 PM	00 / 15 / 30 / 45				
9 PM	00 / 15 / 30 / 45				

Time		Monday / /	Tuesday / /	Wednesday / /	Thursday / /
8 AM	00				
	15				
	30				
	45				
9 AM	00				
	15				
	30				
	45				
10 AM	00				
	15				
	30				
	45				
11 AM	00				
	15				
	30				
	45				
12 PM	00				
	15				
	30				
	45				
1 PM	00				
	15				
	30				
	45				
2 PM	00				
	15				
	30				
	45				
3 PM	00				
	15				
	30				
	45				
4 PM	00				
	15				
	30				
	45				
5 PM	00				
	15				
	30				
	45				
6 PM	00				
	15				
	30				
	45				
7 PM	00				
	15				
	30				
	45				
8 PM	00				
	15				
	30				
	45				
9 PM	00				
	15				
	30				
	45				

Time	Friday / /	Saturday / /	Sunday / /	Notes
8 AM	00 15 30 45			
9 AM	00 15 30 45			
10 AM	00 15 30 45			
11 AM	00 15 30 45			
12 PM	00 15 30 45			
1 PM	00 15 30 45			
2 PM	00 15 30 45			
3 PM	00 15 30 45			
4 PM	00 15 30 45			
5 PM	00 15 30 45			
6 PM	00 15 30 45			
7 PM	00 15 30 45			
8 PM	00 15 30 45			
9 PM	00 15 30 45			

Time		Monday / /	Tuesday / /	Wednesday / /	Thursday / /
8 AM	00				
	15				
	30				
	45				
9 AM	00				
	15				
	30				
	45				
10 AM	00				
	15				
	30				
	45				
11 AM	00				
	15				
	30				
	45				
12 PM	00				
	15				
	30				
	45				
1 PM	00				
	15				
	30				
	45				
2 PM	00				
	15				
	30				
	45				
3 PM	00				
	15				
	30				
	45				
4 PM	00				
	15				
	30				
	45				
5 PM	00				
	15				
	30				
	45				
6 PM	00				
	15				
	30				
	45				
7 PM	00				
	15				
	30				
	45				
8 PM	00				
	15				
	30				
	45				
9 PM	00				
	15				
	30				
	45				

Time		Friday / /	Saturday / /	Sunday / /	Notes
8 AM	00 15 30 45				
9 AM	00 15 30 45				
10 AM	00 15 30 45				
11 AM	00 15 30 45				
12 PM	00 15 30 45				
1 PM	00 15 30 45				
2 PM	00 15 30 45				
3 PM	00 15 30 45				
4 PM	00 15 30 45				
5 PM	00 15 30 45				
6 PM	00 15 30 45				
7 PM	00 15 30 45				
8 PM	00 15 30 45				
9 PM	00 15 30 45				

Time		Monday / /	Tuesday / /	Wednesday / /	Thursday / /
8 AM	00				
	15				
	30				
	45				
9 AM	00				
	15				
	30				
	45				
10 AM	00				
	15				
	30				
	45				
11 AM	00				
	15				
	30				
	45				
12 PM	00				
	15				
	30				
	45				
1 PM	00				
	15				
	30				
	45				
2 PM	00				
	15				
	30				
	45				
3 PM	00				
	15				
	30				
	45				
4 PM	00				
	15				
	30				
	45				
5 PM	00				
	15				
	30				
	45				
6 PM	00				
	15				
	30				
	45				
7 PM	00				
	15				
	30				
	45				
8 PM	00				
	15				
	30				
	45				
9 PM	00				
	15				
	30				
	45				

Time		Friday / /	Saturday / /	Sunday / /	Notes
8 AM	00				
	15				
	30				
	45				
9 AM	00				
	15				
	30				
	45				
10 AM	00				
	15				
	30				
	45				
11 AM	00				
	15				
	30				
	45				
12 PM	00				
	15				
	30				
	45				
1 PM	00				
	15				
	30				
	45				
2 PM	00				
	15				
	30				
	45				
3 PM	00				
	15				
	30				
	45				
4 PM	00				
	15				
	30				
	45				
5 PM	00				
	15				
	30				
	45				
6 PM	00				
	15				
	30				
	45				
7 PM	00				
	15				
	30				
	45				
8 PM	00				
	15				
	30				
	45				
9 PM	00				
	15				
	30				
	45				

Time		Monday / /	Tuesday / /	Wednesday / /	Thursday / /
8 AM	00				
	15				
	30				
	45				
9 AM	00				
	15				
	30				
	45				
10 AM	00				
	15				
	30				
	45				
11 AM	00				
	15				
	30				
	45				
12 PM	00				
	15				
	30				
	45				
1 PM	00				
	15				
	30				
	45				
2 PM	00				
	15				
	30				
	45				
3 PM	00				
	15				
	30				
	45				
4 PM	00				
	15				
	30				
	45				
5 PM	00				
	15				
	30				
	45				
6 PM	00				
	15				
	30				
	45				
7 PM	00				
	15				
	30				
	45				
8 PM	00				
	15				
	30				
	45				
9 PM	00				
	15				
	30				
	45				

Time		Friday / /	Saturday / /	Sunday / /	Notes
8 AM	00 15 30 45				
9 AM	00 15 30 45				
10 AM	00 15 30 45				
11 AM	00 15 30 45				
12 PM	00 15 30 45				
1 PM	00 15 30 45				
2 PM	00 15 30 45				
3 PM	00 15 30 45				
4 PM	00 15 30 45				
5 PM	00 15 30 45				
6 PM	00 15 30 45				
7 PM	00 15 30 45				
8 PM	00 15 30 45				
9 PM	00 15 30 45				

Time		Monday / /	Tuesday / /	Wednesday / /	Thursday / /
8 AM	00 15 30 45				
9 AM	00 15 30 45				
10 AM	00 15 30 45				
11 AM	00 15 30 45				
12 PM	00 15 30 45				
1 PM	00 15 30 45				
2 PM	00 15 30 45				
3 PM	00 15 30 45				
4 PM	00 15 30 45				
5 PM	00 15 30 45				
6 PM	00 15 30 45				
7 PM	00 15 30 45				
8 PM	00 15 30 45				
9 PM	00 15 30 45				

Time		Friday / /	Saturday / /	Sunday / /	Notes
8 AM	00 15 30 45				
9 AM	00 15 30 45				
10 AM	00 15 30 45				
11 AM	00 15 30 45				
12 PM	00 15 30 45				
1 PM	00 15 30 45				
2 PM	00 15 30 45				
3 PM	00 15 30 45				
4 PM	00 15 30 45				
5 PM	00 15 30 45				
6 PM	00 15 30 45				
7 PM	00 15 30 45				
8 PM	00 15 30 45				
9 PM	00 15 30 45				

Time		Monday / /	Tuesday / /	Wednesday / /	Thursday / /
8 AM	00 15 30 45				
9 AM	00 15 30 45				
10 AM	00 15 30 45				
11 AM	00 15 30 45				
12 PM	00 15 30 45				
1 PM	00 15 30 45				
2 PM	00 15 30 45				
3 PM	00 15 30 45				
4 PM	00 15 30 45				
5 PM	00 15 30 45				
6 PM	00 15 30 45				
7 PM	00 15 30 45				
8 PM	00 15 30 45				
9 PM	00 15 30 45				

Time		Friday / /	Saturday / /	Sunday / /	Notes
8 AM	00				
	15				
	30				
	45				
9 AM	00				
	15				
	30				
	45				
10 AM	00				
	15				
	30				
	45				
11 AM	00				
	15				
	30				
	45				
12 PM	00				
	15				
	30				
	45				
1 PM	00				
	15				
	30				
	45				
2 PM	00				
	15				
	30				
	45				
3 PM	00				
	15				
	30				
	45				
4 PM	00				
	15				
	30				
	45				
5 PM	00				
	15				
	30				
	45				
6 PM	00				
	15				
	30				
	45				
7 PM	00				
	15				
	30				
	45				
8 PM	00				
	15				
	30				
	45				
9 PM	00				
	15				
	30				
	45				

Time		Monday / /	Tuesday / /	Wednesday / /	Thursday / /
8 AM	00 15 30 45				
9 AM	00 15 30 45				
10 AM	00 15 30 45				
11 AM	00 15 30 45				
12 PM	00 15 30 45				
1 PM	00 15 30 45				
2 PM	00 15 30 45				
3 PM	00 15 30 45				
4 PM	00 15 30 45				
5 PM	00 15 30 45				
6 PM	00 15 30 45				
7 PM	00 15 30 45				
8 PM	00 15 30 45				
9 PM	00 15 30 45				

Time		Friday / /	Saturday / /	Sunday / /	Notes
8 AM	00 15 30 45				
9 AM	00 15 30 45				
10 AM	00 15 30 45				
11 AM	00 15 30 45				
12 PM	00 15 30 45				
1 PM	00 15 30 45				
2 PM	00 15 30 45				
3 PM	00 15 30 45				
4 PM	00 15 30 45				
5 PM	00 15 30 45				
6 PM	00 15 30 45				
7 PM	00 15 30 45				
8 PM	00 15 30 45				
9 PM	00 15 30 45				

Time		Monday / /	Tuesday / /	Wednesday / /	Thursday / /
8 AM	00				
	15				
	30				
	45				
9 AM	00				
	15				
	30				
	45				
10 AM	00				
	15				
	30				
	45				
11 AM	00				
	15				
	30				
	45				
12 PM	00				
	15				
	30				
	45				
1 PM	00				
	15				
	30				
	45				
2 PM	00				
	15				
	30				
	45				
3 PM	00				
	15				
	30				
	45				
4 PM	00				
	15				
	30				
	45				
5 PM	00				
	15				
	30				
	45				
6 PM	00				
	15				
	30				
	45				
7 PM	00				
	15				
	30				
	45				
8 PM	00				
	15				
	30				
	45				
9 PM	00				
	15				
	30				
	45				

Time	Friday / /	Saturday / /	Sunday / /	Notes
8 AM	00 15 30 45			
9 AM	00 15 30 45			
10 AM	00 15 30 45			
11 AM	00 15 30 45			
12 PM	00 15 30 45			
1 PM	00 15 30 45			
2 PM	00 15 30 45			
3 PM	00 15 30 45			
4 PM	00 15 30 45			
5 PM	00 15 30 45			
6 PM	00 15 30 45			
7 PM	00 15 30 45			
8 PM	00 15 30 45			
9 PM	00 15 30 45			

Time		Monday / /	Tuesday / /	Wednesday / /	Thursday / /
8 AM	00 15 30 45				
9 AM	00 15 30 45				
10 AM	00 15 30 45				
11 AM	00 15 30 45				
12 PM	00 15 30 45				
1 PM	00 15 30 45				
2 PM	00 15 30 45				
3 PM	00 15 30 45				
4 PM	00 15 30 45				
5 PM	00 15 30 45				
6 PM	00 15 30 45				
7 PM	00 15 30 45				
8 PM	00 15 30 45				
9 PM	00 15 30 45				

Time		Friday / /	Saturday / /	Sunday / /	Notes
8 AM	00 15 30 45				
9 AM	00 15 30 45				
10 AM	00 15 30 45				
11 AM	00 15 30 45				
12 PM	00 15 30 45				
1 PM	00 15 30 45				
2 PM	00 15 30 45				
3 PM	00 15 30 45				
4 PM	00 15 30 45				
5 PM	00 15 30 45				
6 PM	00 15 30 45				
7 PM	00 15 30 45				
8 PM	00 15 30 45				
9 PM	00 15 30 45				

Time	Monday / /	Tuesday / /	Wednesday / /	Thursday / /
8 AM 00 15 30 45				
9 AM 00 15 30 45				
10 AM 00 15 30 45				
11 AM 00 15 30 45				
12 PM 00 15 30 45				
1 PM 00 15 30 45				
2 PM 00 15 30 45				
3 PM 00 15 30 45				
4 PM 00 15 30 45				
5 PM 00 15 30 45				
6 PM 00 15 30 45				
7 PM 00 15 30 45				
8 PM 00 15 30 45				
9 PM 00 15 30 45				

Time		Friday / /	Saturday / /	Sunday / /	Notes
8 AM	00				
	15				
	30				
	45				
9 AM	00				
	15				
	30				
	45				
10 AM	00				
	15				
	30				
	45				
11 AM	00				
	15				
	30				
	45				
12 PM	00				
	15				
	30				
	45				
1 PM	00				
	15				
	30				
	45				
2 PM	00				
	15				
	30				
	45				
3 PM	00				
	15				
	30				
	45				
4 PM	00				
	15				
	30				
	45				
5 PM	00				
	15				
	30				
	45				
6 PM	00				
	15				
	30				
	45				
7 PM	00				
	15				
	30				
	45				
8 PM	00				
	15				
	30				
	45				
9 PM	00				
	15				
	30				
	45				

Time		Monday / /	Tuesday / /	Wednesday / /	Thursday / /
8AM	00				
	15				
	30				
	45				
9AM	00				
	15				
	30				
	45				
10AM	00				
	15				
	30				
	45				
11AM	00				
	15				
	30				
	45				
12PM	00				
	15				
	30				
	45				
1PM	00				
	15				
	30				
	45				
2PM	00				
	15				
	30				
	45				
3PM	00				
	15				
	30				
	45				
4PM	00				
	15				
	30				
	45				
5PM	00				
	15				
	30				
	45				
6PM	00				
	15				
	30				
	45				
7PM	00				
	15				
	30				
	45				
8PM	00				
	15				
	30				
	45				
9PM	00				
	15				
	30				
	45				

Time	Friday / /	Saturday / /	Sunday / /	Notes
8 AM	00 15 30 45			
9 AM	00 15 30 45			
10 AM	00 15 30 45			
11 AM	00 15 30 45			
12 PM	00 15 30 45			
1 PM	00 15 30 45			
2 PM	00 15 30 45			
3 PM	00 15 30 45			
4 PM	00 15 30 45			
5 PM	00 15 30 45			
6 PM	00 15 30 45			
7 PM	00 15 30 45			
8 PM	00 15 30 45			
9 PM	00 15 30 45			

Time		Monday / /	Tuesday / /	Wednesday / /	Thursday / /
8 AM	00 15 30 45				
9 AM	00 15 30 45				
10 AM	00 15 30 45				
11 AM	00 15 30 45				
12 PM	00 15 30 45				
1 PM	00 15 30 45				
2 PM	00 15 30 45				
3 PM	00 15 30 45				
4 PM	00 15 30 45				
5 PM	00 15 30 45				
6 PM	00 15 30 45				
7 PM	00 15 30 45				
8 PM	00 15 30 45				
9 PM	00 15 30 45				

Time		Friday / /	Saturday / /	Sunday / /	Notes
8 AM	00 15 30 45				
9 AM	00 15 30 45				
10 AM	00 15 30 45				
11 AM	00 15 30 45				
12 PM	00 15 30 45				
1 PM	00 15 30 45				
2 PM	00 15 30 45				
3 PM	00 15 30 45				
4 PM	00 15 30 45				
5 PM	00 15 30 45				
6 PM	00 15 30 45				
7 PM	00 15 30 45				
8 PM	00 15 30 45				
9 PM	00 15 30 45				

Time	Monday / /	Tuesday / /	Wednesday / /	Thursday / /
8 AM	00 15 30 45			
9 AM	00 15 30 45			
10 AM	00 15 30 45			
11 AM	00 15 30 45			
12 PM	00 15 30 45			
1 PM	00 15 30 45			
2 PM	00 15 30 45			
3 PM	00 15 30 45			
4 PM	00 15 30 45			
5 PM	00 15 30 45			
6 PM	00 15 30 45			
7 PM	00 15 30 45			
8 PM	00 15 30 45			
9 PM	00 15 30 45			

Time		Friday / /	Saturday / /	Sunday / /	Notes
8 AM	00 15 30 45				
9 AM	00 15 30 45				
10 AM	00 15 30 45				
11 AM	00 15 30 45				
12 PM	00 15 30 45				
1 PM	00 15 30 45				
2 PM	00 15 30 45				
3 PM	00 15 30 45				
4 PM	00 15 30 45				
5 PM	00 15 30 45				
6 PM	00 15 30 45				
7 PM	00 15 30 45				
8 PM	00 15 30 45				
9 PM	00 15 30 45				

Time		Monday / /	Tuesday / /	Wednesday / /	Thursday / /
8 AM	00				
	15				
	30				
	45				
9 AM	00				
	15				
	30				
	45				
10 AM	00				
	15				
	30				
	45				
11 AM	00				
	15				
	30				
	45				
12 PM	00				
	15				
	30				
	45				
1 PM	00				
	15				
	30				
	45				
2 PM	00				
	15				
	30				
	45				
3 PM	00				
	15				
	30				
	45				
4 PM	00				
	15				
	30				
	45				
5 PM	00				
	15				
	30				
	45				
6 PM	00				
	15				
	30				
	45				
7 PM	00				
	15				
	30				
	45				
8 PM	00				
	15				
	30				
	45				
9 PM	00				
	15				
	30				
	45				

Time		Friday / /	Saturday / /	Sunday / /	Notes
8 AM	00 15 30 45				
9 AM	00 15 30 45				
10 AM	00 15 30 45				
11 AM	00 15 30 45				
12 PM	00 15 30 45				
1 PM	00 15 30 45				
2 PM	00 15 30 45				
3 PM	00 15 30 45				
4 PM	00 15 30 45				
5 PM	00 15 30 45				
6 PM	00 15 30 45				
7 PM	00 15 30 45				
8 PM	00 15 30 45				
9 PM	00 15 30 45				

Time		Monday / /	Tuesday / /	Wednesday / /	Thursday / /
8 AM	00 15 30 45				
9 AM	00 15 30 45				
10 AM	00 15 30 45				
11 AM	00 15 30 45				
12 PM	00 15 30 45				
1 PM	00 15 30 45				
2 PM	00 15 30 45				
3 PM	00 15 30 45				
4 PM	00 15 30 45				
5 PM	00 15 30 45				
6 PM	00 15 30 45				
7 PM	00 15 30 45				
8 PM	00 15 30 45				
9 PM	00 15 30 45				

Time		Friday / /	Saturday / /	Sunday / /	Notes
8 AM	00 15 30 45				
9 AM	00 15 30 45				
10 AM	00 15 30 45				
11 AM	00 15 30 45				
12 PM	00 15 30 45				
1 PM	00 15 30 45				
2 PM	00 15 30 45				
3 PM	00 15 30 45				
4 PM	00 15 30 45				
5 PM	00 15 30 45				
6 PM	00 15 30 45				
7 PM	00 15 30 45				
8 PM	00 15 30 45				
9 PM	00 15 30 45				

Time		Monday / /	Tuesday / /	Wednesday / /	Thursday / /
8 AM	00 15 30 45				
9 AM	00 15 30 45				
10 AM	00 15 30 45				
11 AM	00 15 30 45				
12 PM	00 15 30 45				
1 PM	00 15 30 45				
2 PM	00 15 30 45				
3 PM	00 15 30 45				
4 PM	00 15 30 45				
5 PM	00 15 30 45				
6 PM	00 15 30 45				
7 PM	00 15 30 45				
8 PM	00 15 30 45				
9 PM	00 15 30 45				

Time		Friday / /	Saturday / /	Sunday / /	Notes
8 AM	00 15 30 45				
9 AM	00 15 30 45				
10 AM	00 15 30 45				
11 AM	00 15 30 45				
12 PM	00 15 30 45				
1 PM	00 15 30 45				
2 PM	00 15 30 45				
3 PM	00 15 30 45				
4 PM	00 15 30 45				
5 PM	00 15 30 45				
6 PM	00 15 30 45				
7 PM	00 15 30 45				
8 PM	00 15 30 45				
9 PM	00 15 30 45				

Time		Monday　　/　/	Tuesday　　/　/	Wednesday　　/　/	Thursday　　/　/
8 AM	00				
	15				
	30				
	45				
9 AM	00				
	15				
	30				
	45				
10 AM	00				
	15				
	30				
	45				
11 AM	00				
	15				
	30				
	45				
12 PM	00				
	15				
	30				
	45				
1 PM	00				
	15				
	30				
	45				
2 PM	00				
	15				
	30				
	45				
3 PM	00				
	15				
	30				
	45				
4 PM	00				
	15				
	30				
	45				
5 PM	00				
	15				
	30				
	45				
6 PM	00				
	15				
	30				
	45				
7 PM	00				
	15				
	30				
	45				
8 PM	00				
	15				
	30				
	45				
9 PM	00				
	15				
	30				
	45				

Time		Friday / /	Saturday / /	Sunday / /	Notes
8 AM	00 15 30 45				
9 AM	00 15 30 45				
10 AM	00 15 30 45				
11 AM	00 15 30 45				
12 PM	00 15 30 45				
1 PM	00 15 30 45				
2 PM	00 15 30 45				
3 PM	00 15 30 45				
4 PM	00 15 30 45				
5 PM	00 15 30 45				
6 PM	00 15 30 45				
7 PM	00 15 30 45				
8 PM	00 15 30 45				
9 PM	00 15 30 45				

Time		Monday / /	Tuesday / /	Wednesday / /	Thursday / /
8 AM	00				
	15				
	30				
	45				
9 AM	00				
	15				
	30				
	45				
10 AM	00				
	15				
	30				
	45				
11 AM	00				
	15				
	30				
	45				
12 PM	00				
	15				
	30				
	45				
1 PM	00				
	15				
	30				
	45				
2 PM	00				
	15				
	30				
	45				
3 PM	00				
	15				
	30				
	45				
4 PM	00				
	15				
	30				
	45				
5 PM	00				
	15				
	30				
	45				
6 PM	00				
	15				
	30				
	45				
7 PM	00				
	15				
	30				
	45				
8 PM	00				
	15				
	30				
	45				
9 PM	00				
	15				
	30				
	45				

Time		Friday / /	Saturday / /	Sunday / /	Notes
8 AM	00 15 30 45				
9 AM	00 15 30 45				
10 AM	00 15 30 45				
11 AM	00 15 30 45				
12 PM	00 15 30 45				
1 PM	00 15 30 45				
2 PM	00 15 30 45				
3 PM	00 15 30 45				
4 PM	00 15 30 45				
5 PM	00 15 30 45				
6 PM	00 15 30 45				
7 PM	00 15 30 45				
8 PM	00 15 30 45				
9 PM	00 15 30 45				

Time		Monday / /	Tuesday / /	Wednesday / /	Thursday / /
8 AM	00				
	15				
	30				
	45				
9 AM	00				
	15				
	30				
	45				
10 AM	00				
	15				
	30				
	45				
11 AM	00				
	15				
	30				
	45				
12 PM	00				
	15				
	30				
	45				
1 PM	00				
	15				
	30				
	45				
2 PM	00				
	15				
	30				
	45				
3 PM	00				
	15				
	30				
	45				
4 PM	00				
	15				
	30				
	45				
5 PM	00				
	15				
	30				
	45				
6 PM	00				
	15				
	30				
	45				
7 PM	00				
	15				
	30				
	45				
8 PM	00				
	15				
	30				
	45				
9 PM	00				
	15				
	30				
	45				

Time		Friday / /	Saturday / /	Sunday / /	Notes
8 AM	00				
	15				
	30				
	45				
9 AM	00				
	15				
	30				
	45				
10 AM	00				
	15				
	30				
	45				
11 AM	00				
	15				
	30				
	45				
12 PM	00				
	15				
	30				
	45				
1 PM	00				
	15				
	30				
	45				
2 PM	00				
	15				
	30				
	45				
3 PM	00				
	15				
	30				
	45				
4 PM	00				
	15				
	30				
	45				
5 PM	00				
	15				
	30				
	45				
6 PM	00				
	15				
	30				
	45				
7 PM	00				
	15				
	30				
	45				
8 PM	00				
	15				
	30				
	45				
9 PM	00				
	15				
	30				
	45				

Time		Monday / /	Tuesday / /	Wednesday / /	Thursday / /
8 AM	00				
	15				
	30				
	45				
9 AM	00				
	15				
	30				
	45				
10 AM	00				
	15				
	30				
	45				
11 AM	00				
	15				
	30				
	45				
12 PM	00				
	15				
	30				
	45				
1 PM	00				
	15				
	30				
	45				
2 PM	00				
	15				
	30				
	45				
3 PM	00				
	15				
	30				
	45				
4 PM	00				
	15				
	30				
	45				
5 PM	00				
	15				
	30				
	45				
6 PM	00				
	15				
	30				
	45				
7 PM	00				
	15				
	30				
	45				
8 PM	00				
	15				
	30				
	45				
9 PM	00				
	15				
	30				
	45				

Time		Friday / /	Saturday / /	Sunday / /	Notes
8 AM	00 15 30 45				
9 AM	00 15 30 45				
10 AM	00 15 30 45				
11 AM	00 15 30 45				
12 PM	00 15 30 45				
1 PM	00 15 30 45				
2 PM	00 15 30 45				
3 PM	00 15 30 45				
4 PM	00 15 30 45				
5 PM	00 15 30 45				
6 PM	00 15 30 45				
7 PM	00 15 30 45				
8 PM	00 15 30 45				
9 PM	00 15 30 45				

Time		Monday / /	Tuesday / /	Wednesday / /	Thursday / /
8 AM	00				
	15				
	30				
	45				
9 AM	00				
	15				
	30				
	45				
10 AM	00				
	15				
	30				
	45				
11 AM	00				
	15				
	30				
	45				
12 PM	00				
	15				
	30				
	45				
1 PM	00				
	15				
	30				
	45				
2 PM	00				
	15				
	30				
	45				
3 PM	00				
	15				
	30				
	45				
4 PM	00				
	15				
	30				
	45				
5 PM	00				
	15				
	30				
	45				
6 PM	00				
	15				
	30				
	45				
7 PM	00				
	15				
	30				
	45				
8 PM	00				
	15				
	30				
	45				
9 PM	00				
	15				
	30				
	45				

Time		Friday / /	Saturday / /	Sunday / /	Notes
8 AM	00 15 30 45				
9 AM	00 15 30 45				
10 AM	00 15 30 45				
11 AM	00 15 30 45				
12 PM	00 15 30 45				
1 PM	00 15 30 45				
2 PM	00 15 30 45				
3 PM	00 15 30 45				
4 PM	00 15 30 45				
5 PM	00 15 30 45				
6 PM	00 15 30 45				
7 PM	00 15 30 45				
8 PM	00 15 30 45				
9 PM	00 15 30 45				

Time		Monday / /	Tuesday / /	Wednesday / /	Thursday / /
8 AM	00				
	15				
	30				
	45				
9 AM	00				
	15				
	30				
	45				
10 AM	00				
	15				
	30				
	45				
11 AM	00				
	15				
	30				
	45				
12 PM	00				
	15				
	30				
	45				
1 PM	00				
	15				
	30				
	45				
2 PM	00				
	15				
	30				
	45				
3 PM	00				
	15				
	30				
	45				
4 PM	00				
	15				
	30				
	45				
5 PM	00				
	15				
	30				
	45				
6 PM	00				
	15				
	30				
	45				
7 PM	00				
	15				
	30				
	45				
8 PM	00				
	15				
	30				
	45				
9 PM	00				
	15				
	30				
	45				

Time		Friday / /	Saturday / /	Sunday / /	Notes
8 AM	00 15 30 45				
9 AM	00 15 30 45				
10 AM	00 15 30 45				
11 AM	00 15 30 45				
12 PM	00 15 30 45				
1 PM	00 15 30 45				
2 PM	00 15 30 45				
3 PM	00 15 30 45				
4 PM	00 15 30 45				
5 PM	00 15 30 45				
6 PM	00 15 30 45				
7 PM	00 15 30 45				
8 PM	00 15 30 45				
9 PM	00 15 30 45				

Time		Monday / /	Tuesday / /	Wednesday / /	Thursday / /
8 AM	00				
	15				
	30				
	45				
9 AM	00				
	15				
	30				
	45				
10 AM	00				
	15				
	30				
	45				
11 AM	00				
	15				
	30				
	45				
12 PM	00				
	15				
	30				
	45				
1 PM	00				
	15				
	30				
	45				
2 PM	00				
	15				
	30				
	45				
3 PM	00				
	15				
	30				
	45				
4 PM	00				
	15				
	30				
	45				
5 PM	00				
	15				
	30				
	45				
6 PM	00				
	15				
	30				
	45				
7 PM	00				
	15				
	30				
	45				
8 PM	00				
	15				
	30				
	45				
9 PM	00				
	15				
	30				
	45				

Time		Friday / /	Saturday / /	Sunday / /	Notes
8 AM	00 15 30 45				
9 AM	00 15 30 45				
10 AM	00 15 30 45				
11 AM	00 15 30 45				
12 PM	00 15 30 45				
1 PM	00 15 30 45				
2 PM	00 15 30 45				
3 PM	00 15 30 45				
4 PM	00 15 30 45				
5 PM	00 15 30 45				
6 PM	00 15 30 45				
7 PM	00 15 30 45				
8 PM	00 15 30 45				
9 PM	00 15 30 45				

Time		Monday / /	Tuesday / /	Wednesday / /	Thursday / /
8 AM	00 15 30 45				
9 AM	00 15 30 45				
10 AM	00 15 30 45				
11 AM	00 15 30 45				
12 PM	00 15 30 45				
1 PM	00 15 30 45				
2 PM	00 15 30 45				
3 PM	00 15 30 45				
4 PM	00 15 30 45				
5 PM	00 15 30 45				
6 PM	00 15 30 45				
7 PM	00 15 30 45				
8 PM	00 15 30 45				
9 PM	00 15 30 45				

Time		Friday / /	Saturday / /	Sunday / /	Notes
8 AM	00 15 30 45				
9 AM	00 15 30 45				
10 AM	00 15 30 45				
11 AM	00 15 30 45				
12 PM	00 15 30 45				
1 PM	00 15 30 45				
2 PM	00 15 30 45				
3 PM	00 15 30 45				
4 PM	00 15 30 45				
5 PM	00 15 30 45				
6 PM	00 15 30 45				
7 PM	00 15 30 45				
8 PM	00 15 30 45				
9 PM	00 15 30 45				

Time		Monday / /	Tuesday / /	Wednesday / /	Thursday / /
8 AM	00 15 30 45				
9 AM	00 15 30 45				
10 AM	00 15 30 45				
11 AM	00 15 30 45				
12 PM	00 15 30 45				
1 PM	00 15 30 45				
2 PM	00 15 30 45				
3 PM	00 15 30 45				
4 PM	00 15 30 45				
5 PM	00 15 30 45				
6 PM	00 15 30 45				
7 PM	00 15 30 45				
8 PM	00 15 30 45				
9 PM	00 15 30 45				

Time		Friday / /	Saturday / /	Sunday / /	Notes
8 AM	00 15 30 45				
9 AM	00 15 30 45				
10 AM	00 15 30 45				
11 AM	00 15 30 45				
12 PM	00 15 30 45				
1 PM	00 15 30 45				
2 PM	00 15 30 45				
3 PM	00 15 30 45				
4 PM	00 15 30 45				
5 PM	00 15 30 45				
6 PM	00 15 30 45				
7 PM	00 15 30 45				
8 PM	00 15 30 45				
9 PM	00 15 30 45				

Time		Monday / /	Tuesday / /	Wednesday / /	Thursday / /
8 AM	00 15 30 45				
9 AM	00 15 30 45				
10 AM	00 15 30 45				
11 AM	00 15 30 45				
12 PM	00 15 30 45				
1 PM	00 15 30 45				
2 PM	00 15 30 45				
3 PM	00 15 30 45				
4 PM	00 15 30 45				
5 PM	00 15 30 45				
6 PM	00 15 30 45				
7 PM	00 15 30 45				
8 PM	00 15 30 45				
9 PM	00 15 30 45				

Week / / To / /

Time		Friday / /	Saturday / /	Sunday / /	Notes
8 AM	00 15 30 45				
9 AM	00 15 30 45				
10 AM	00 15 30 45				
11 AM	00 15 30 45				
12 PM	00 15 30 45				
1 PM	00 15 30 45				
2 PM	00 15 30 45				
3 PM	00 15 30 45				
4 PM	00 15 30 45				
5 PM	00 15 30 45				
6 PM	00 15 30 45				
7 PM	00 15 30 45				
8 PM	00 15 30 45				
9 PM	00 15 30 45				

Time		Monday / /	Tuesday / /	Wednesday / /	Thursday / /
8 AM	00				
	15				
	30				
	45				
9 AM	00				
	15				
	30				
	45				
10 AM	00				
	15				
	30				
	45				
11 AM	00				
	15				
	30				
	45				
12 PM	00				
	15				
	30				
	45				
1 PM	00				
	15				
	30				
	45				
2 PM	00				
	15				
	30				
	45				
3 PM	00				
	15				
	30				
	45				
4 PM	00				
	15				
	30				
	45				
5 PM	00				
	15				
	30				
	45				
6 PM	00				
	15				
	30				
	45				
7 PM	00				
	15				
	30				
	45				
8 PM	00				
	15				
	30				
	45				
9 PM	00				
	15				
	30				
	45				

Week   /   /   To   /   /

Time		Friday / /	Saturday / /	Sunday / /	Notes
8 AM	00 15 30 45				
9 AM	00 15 30 45				
10 AM	00 15 30 45				
11 AM	00 15 30 45				
12 PM	00 15 30 45				
1 PM	00 15 30 45				
2 PM	00 15 30 45				
3 PM	00 15 30 45				
4 PM	00 15 30 45				
5 PM	00 15 30 45				
6 PM	00 15 30 45				
7 PM	00 15 30 45				
8 PM	00 15 30 45				
9 PM	00 15 30 45				

Time		Monday / /	Tuesday / /	Wednesday / /	Thursday / /
8 AM	00				
	15				
	30				
	45				
9 AM	00				
	15				
	30				
	45				
10 AM	00				
	15				
	30				
	45				
11 AM	00				
	15				
	30				
	45				
12 PM	00				
	15				
	30				
	45				
1 PM	00				
	15				
	30				
	45				
2 PM	00				
	15				
	30				
	45				
3 PM	00				
	15				
	30				
	45				
4 PM	00				
	15				
	30				
	45				
5 PM	00				
	15				
	30				
	45				
6 PM	00				
	15				
	30				
	45				
7 PM	00				
	15				
	30				
	45				
8 PM	00				
	15				
	30				
	45				
9 PM	00				
	15				
	30				
	45				

Time		Friday / /	Saturday / /	Sunday / /	Notes
8 AM	00 15 30 45				
9 AM	00 15 30 45				
10 AM	00 15 30 45				
11 AM	00 15 30 45				
12 PM	00 15 30 45				
1 PM	00 15 30 45				
2 PM	00 15 30 45				
3 PM	00 15 30 45				
4 PM	00 15 30 45				
5 PM	00 15 30 45				
6 PM	00 15 30 45				
7 PM	00 15 30 45				
8 PM	00 15 30 45				
9 PM	00 15 30 45				

Time		Monday / /	Tuesday / /	Wednesday / /	Thursday / /
8 AM	00				
	15				
	30				
	45				
9 AM	00				
	15				
	30				
	45				
10 AM	00				
	15				
	30				
	45				
11 AM	00				
	15				
	30				
	45				
12 PM	00				
	15				
	30				
	45				
1 PM	00				
	15				
	30				
	45				
2 PM	00				
	15				
	30				
	45				
3 PM	00				
	15				
	30				
	45				
4 PM	00				
	15				
	30				
	45				
5 PM	00				
	15				
	30				
	45				
6 PM	00				
	15				
	30				
	45				
7 PM	00				
	15				
	30				
	45				
8 PM	00				
	15				
	30				
	45				
9 PM	00				
	15				
	30				
	45				

Time		Friday / /	Saturday / /	Sunday / /	Notes
8 AM	00				
	15				
	30				
	45				
9 AM	00				
	15				
	30				
	45				
10 AM	00				
	15				
	30				
	45				
11 AM	00				
	15				
	30				
	45				
12 PM	00				
	15				
	30				
	45				
1 PM	00				
	15				
	30				
	45				
2 PM	00				
	15				
	30				
	45				
3 PM	00				
	15				
	30				
	45				
4 PM	00				
	15				
	30				
	45				
5 PM	00				
	15				
	30				
	45				
6 PM	00				
	15				
	30				
	45				
7 PM	00				
	15				
	30				
	45				
8 PM	00				
	15				
	30				
	45				
9 PM	00				
	15				
	30				
	45				

Time		Monday / /	Tuesday / /	Wednesday / /	Thursday / /
8 AM	00				
	15				
	30				
	45				
9 AM	00				
	15				
	30				
	45				
10 AM	00				
	15				
	30				
	45				
11 AM	00				
	15				
	30				
	45				
12 PM	00				
	15				
	30				
	45				
1 PM	00				
	15				
	30				
	45				
2 PM	00				
	15				
	30				
	45				
3 PM	00				
	15				
	30				
	45				
4 PM	00				
	15				
	30				
	45				
5 PM	00				
	15				
	30				
	45				
6 PM	00				
	15				
	30				
	45				
7 PM	00				
	15				
	30				
	45				
8 PM	00				
	15				
	30				
	45				
9 PM	00				
	15				
	30				
	45				

Time		Friday / /	Saturday / /	Sunday / /	Notes
8AM	00				
	15				
	30				
	45				
9AM	00				
	15				
	30				
	45				
10AM	00				
	15				
	30				
	45				
11AM	00				
	15				
	30				
	45				
12PM	00				
	15				
	30				
	45				
1PM	00				
	15				
	30				
	45				
2PM	00				
	15				
	30				
	45				
3PM	00				
	15				
	30				
	45				
4PM	00				
	15				
	30				
	45				
5PM	00				
	15				
	30				
	45				
6PM	00				
	15				
	30				
	45				
7PM	00				
	15				
	30				
	45				
8PM	00				
	15				
	30				
	45				
9PM	00				
	15				
	30				
	45				

Time		Monday / /	Tuesday / /	Wednesday / /	Thursday / /
8 AM	00				
	15				
	30				
	45				
9 AM	00				
	15				
	30				
	45				
10 AM	00				
	15				
	30				
	45				
11 AM	00				
	15				
	30				
	45				
12 PM	00				
	15				
	30				
	45				
1 PM	00				
	15				
	30				
	45				
2 PM	00				
	15				
	30				
	45				
3 PM	00				
	15				
	30				
	45				
4 PM	00				
	15				
	30				
	45				
5 PM	00				
	15				
	30				
	45				
6 PM	00				
	15				
	30				
	45				
7 PM	00				
	15				
	30				
	45				
8 PM	00				
	15				
	30				
	45				
9 PM	00				
	15				
	30				
	45				

Time		Friday / /	Saturday / /	Sunday / /	Notes
8 AM	00 15 30 45				
9 AM	00 15 30 45				
10 AM	00 15 30 45				
11 AM	00 15 30 45				
12 PM	00 15 30 45				
1 PM	00 15 30 45				
2 PM	00 15 30 45				
3 PM	00 15 30 45				
4 PM	00 15 30 45				
5 PM	00 15 30 45				
6 PM	00 15 30 45				
7 PM	00 15 30 45				
8 PM	00 15 30 45				
9 PM	00 15 30 45				

Time		Monday / /	Tuesday / /	Wednesday / /	Thursday / /
8 AM	00				
	15				
	30				
	45				
9 AM	00				
	15				
	30				
	45				
10 AM	00				
	15				
	30				
	45				
11 AM	00				
	15				
	30				
	45				
12 PM	00				
	15				
	30				
	45				
1 PM	00				
	15				
	30				
	45				
2 PM	00				
	15				
	30				
	45				
3 PM	00				
	15				
	30				
	45				
4 PM	00				
	15				
	30				
	45				
5 PM	00				
	15				
	30				
	45				
6 PM	00				
	15				
	30				
	45				
7 PM	00				
	15				
	30				
	45				
8 PM	00				
	15				
	30				
	45				
9 PM	00				
	15				
	30				
	45				

Time		Friday / /	Saturday / /	Sunday / /	Notes
8 AM	00 15 30 45				
9 AM	00 15 30 45				
10 AM	00 15 30 45				
11 AM	00 15 30 45				
12 PM	00 15 30 45				
1 PM	00 15 30 45				
2 PM	00 15 30 45				
3 PM	00 15 30 45				
4 PM	00 15 30 45				
5 PM	00 15 30 45				
6 PM	00 15 30 45				
7 PM	00 15 30 45				
8 PM	00 15 30 45				
9 PM	00 15 30 45				

Time	Monday / /	Tuesday / /	Wednesday / /	Thursday / /
8AM 00 / 15 / 30 / 45				
9AM 00 / 15 / 30 / 45				
10AM 00 / 15 / 30 / 45				
11AM 00 / 15 / 30 / 45				
12PM 00 / 15 / 30 / 45				
1PM 00 / 15 / 30 / 45				
2PM 00 / 15 / 30 / 45				
3PM 00 / 15 / 30 / 45				
4PM 00 / 15 / 30 / 45				
5PM 00 / 15 / 30 / 45				
6PM 00 / 15 / 30 / 45				
7PM 00 / 15 / 30 / 45				
8PM 00 / 15 / 30 / 45				
9PM 00 / 15 / 30 / 45				

Time		Friday / /	Saturday / /	Sunday / /	Notes
8 AM	00 15 30 45				
9 AM	00 15 30 45				
10 AM	00 15 30 45				
11 AM	00 15 30 45				
12 PM	00 15 30 45				
1 PM	00 15 30 45				
2 PM	00 15 30 45				
3 PM	00 15 30 45				
4 PM	00 15 30 45				
5 PM	00 15 30 45				
6 PM	00 15 30 45				
7 PM	00 15 30 45				
8 PM	00 15 30 45				
9 PM	00 15 30 45				

Time		Monday / /	Tuesday / /	Wednesday / /	Thursday / /
8 AM	00				
	15				
	30				
	45				
9 AM	00				
	15				
	30				
	45				
10 AM	00				
	15				
	30				
	45				
11 AM	00				
	15				
	30				
	45				
12 PM	00				
	15				
	30				
	45				
1 PM	00				
	15				
	30				
	45				
2 PM	00				
	15				
	30				
	45				
3 PM	00				
	15				
	30				
	45				
4 PM	00				
	15				
	30				
	45				
5 PM	00				
	15				
	30				
	45				
6 PM	00				
	15				
	30				
	45				
7 PM	00				
	15				
	30				
	45				
8 PM	00				
	15				
	30				
	45				
9 PM	00				
	15				
	30				
	45				

Time		Friday / /	Saturday / /	Sunday / /	Notes
8 AM	00 15 30 45				
9 AM	00 15 30 45				
10 AM	00 15 30 45				
11 AM	00 15 30 45				
12 PM	00 15 30 45				
1 PM	00 15 30 45				
2 PM	00 15 30 45				
3 PM	00 15 30 45				
4 PM	00 15 30 45				
5 PM	00 15 30 45				
6 PM	00 15 30 45				
7 PM	00 15 30 45				
8 PM	00 15 30 45				
9 PM	00 15 30 45				

Time		Monday / /	Tuesday / /	Wednesday / /	Thursday / /
8 AM	00				
	15				
	30				
	45				
9 AM	00				
	15				
	30				
	45				
10 AM	00				
	15				
	30				
	45				
11 AM	00				
	15				
	30				
	45				
12 PM	00				
	15				
	30				
	45				
1 PM	00				
	15				
	30				
	45				
2 PM	00				
	15				
	30				
	45				
3 PM	00				
	15				
	30				
	45				
4 PM	00				
	15				
	30				
	45				
5 PM	00				
	15				
	30				
	45				
6 PM	00				
	15				
	30				
	45				
7 PM	00				
	15				
	30				
	45				
8 PM	00				
	15				
	30				
	45				
9 PM	00				
	15				
	30				
	45				

Time		Friday / /	Saturday / /	Sunday / /	Notes
8 AM	00 15 30 45				
9 AM	00 15 30 45				
10 AM	00 15 30 45				
11 AM	00 15 30 45				
12 PM	00 15 30 45				
1 PM	00 15 30 45				
2 PM	00 15 30 45				
3 PM	00 15 30 45				
4 PM	00 15 30 45				
5 PM	00 15 30 45				
6 PM	00 15 30 45				
7 PM	00 15 30 45				
8 PM	00 15 30 45				
9 PM	00 15 30 45				

Time	Monday / /	Tuesday / /	Wednesday / /	Thursday / /
8 AM 00 / 15 / 30 / 45				
9 AM 00 / 15 / 30 / 45				
10 AM 00 / 15 / 30 / 45				
11 AM 00 / 15 / 30 / 45				
12 PM 00 / 15 / 30 / 45				
1 PM 00 / 15 / 30 / 45				
2 PM 00 / 15 / 30 / 45				
3 PM 00 / 15 / 30 / 45				
4 PM 00 / 15 / 30 / 45				
5 PM 00 / 15 / 30 / 45				
6 PM 00 / 15 / 30 / 45				
7 PM 00 / 15 / 30 / 45				
8 PM 00 / 15 / 30 / 45				
9 PM 00 / 15 / 30 / 45				

Time		Friday / /	Saturday / /	Sunday / /	Notes
8 AM	00 15 30 45				
9 AM	00 15 30 45				
10 AM	00 15 30 45				
11 AM	00 15 30 45				
12 PM	00 15 30 45				
1 PM	00 15 30 45				
2 PM	00 15 30 45				
3 PM	00 15 30 45				
4 PM	00 15 30 45				
5 PM	00 15 30 45				
6 PM	00 15 30 45				
7 PM	00 15 30 45				
8 PM	00 15 30 45				
9 PM	00 15 30 45				

Time		Monday / /	Tuesday / /	Wednesday / /	Thursday / /
8AM	00				
	15				
	30				
	45				
9AM	00				
	15				
	30				
	45				
10AM	00				
	15				
	30				
	45				
11AM	00				
	15				
	30				
	45				
12PM	00				
	15				
	30				
	45				
1PM	00				
	15				
	30				
	45				
2PM	00				
	15				
	30				
	45				
3PM	00				
	15				
	30				
	45				
4PM	00				
	15				
	30				
	45				
5PM	00				
	15				
	30				
	45				
6PM	00				
	15				
	30				
	45				
7PM	00				
	15				
	30				
	45				
8PM	00				
	15				
	30				
	45				
9PM	00				
	15				
	30				
	45				

Time		Friday / /	Saturday / /	Sunday / /	Notes
8 AM	00 15 30 45				
9 AM	00 15 30 45				
10 AM	00 15 30 45				
11 AM	00 15 30 45				
12 PM	00 15 30 45				
1 PM	00 15 30 45				
2 PM	00 15 30 45				
3 PM	00 15 30 45				
4 PM	00 15 30 45				
5 PM	00 15 30 45				
6 PM	00 15 30 45				
7 PM	00 15 30 45				
8 PM	00 15 30 45				
9 PM	00 15 30 45				

Time		Monday / /	Tuesday / /	Wednesday / /	Thursday / /
8 AM	00				
	15				
	30				
	45				
9 AM	00				
	15				
	30				
	45				
10 AM	00				
	15				
	30				
	45				
11 AM	00				
	15				
	30				
	45				
12 PM	00				
	15				
	30				
	45				
1 PM	00				
	15				
	30				
	45				
2 PM	00				
	15				
	30				
	45				
3 PM	00				
	15				
	30				
	45				
4 PM	00				
	15				
	30				
	45				
5 PM	00				
	15				
	30				
	45				
6 PM	00				
	15				
	30				
	45				
7 PM	00				
	15				
	30				
	45				
8 PM	00				
	15				
	30				
	45				
9 PM	00				
	15				
	30				
	45				

Time		Friday / /	Saturday / /	Sunday / /	Notes
8 AM	00 15 30 45				
9 AM	00 15 30 45				
10 AM	00 15 30 45				
11 AM	00 15 30 45				
12 PM	00 15 30 45				
1 PM	00 15 30 45				
2 PM	00 15 30 45				
3 PM	00 15 30 45				
4 PM	00 15 30 45				
5 PM	00 15 30 45				
6 PM	00 15 30 45				
7 PM	00 15 30 45				
8 PM	00 15 30 45				
9 PM	00 15 30 45				

Time		Monday / /	Tuesday / /	Wednesday / /	Thursday / /
8 AM	00				
	15				
	30				
	45				
9 AM	00				
	15				
	30				
	45				
10 AM	00				
	15				
	30				
	45				
11 AM	00				
	15				
	30				
	45				
12 PM	00				
	15				
	30				
	45				
1 PM	00				
	15				
	30				
	45				
2 PM	00				
	15				
	30				
	45				
3 PM	00				
	15				
	30				
	45				
4 PM	00				
	15				
	30				
	45				
5 PM	00				
	15				
	30				
	45				
6 PM	00				
	15				
	30				
	45				
7 PM	00				
	15				
	30				
	45				
8 PM	00				
	15				
	30				
	45				
9 PM	00				
	15				
	30				
	45				

Time		Friday / /	Saturday / /	Sunday / /	Notes
8 AM	00				
	15				
	30				
	45				
9 AM	00				
	15				
	30				
	45				
10 AM	00				
	15				
	30				
	45				
11 AM	00				
	15				
	30				
	45				
12 PM	00				
	15				
	30				
	45				
1 PM	00				
	15				
	30				
	45				
2 PM	00				
	15				
	30				
	45				
3 PM	00				
	15				
	30				
	45				
4 PM	00				
	15				
	30				
	45				
5 PM	00				
	15				
	30				
	45				
6 PM	00				
	15				
	30				
	45				
7 PM	00				
	15				
	30				
	45				
8 PM	00				
	15				
	30				
	45				
9 PM	00				
	15				
	30				
	45				

Time		Monday / /	Tuesday / /	Wednesday / /	Thursday / /
8 AM	00				
	15				
	30				
	45				
9 AM	00				
	15				
	30				
	45				
10 AM	00				
	15				
	30				
	45				
11 AM	00				
	15				
	30				
	45				
12 PM	00				
	15				
	30				
	45				
1 PM	00				
	15				
	30				
	45				
2 PM	00				
	15				
	30				
	45				
3 PM	00				
	15				
	30				
	45				
4 PM	00				
	15				
	30				
	45				
5 PM	00				
	15				
	30				
	45				
6 PM	00				
	15				
	30				
	45				
7 PM	00				
	15				
	30				
	45				
8 PM	00				
	15				
	30				
	45				
9 PM	00				
	15				
	30				
	45				

Time	Friday / /	Saturday / /	Sunday / /	Notes
8 AM	00 15 30 45			
9 AM	00 15 30 45			
10 AM	00 15 30 45			
11 AM	00 15 30 45			
12 PM	00 15 30 45			
1 PM	00 15 30 45			
2 PM	00 15 30 45			
3 PM	00 15 30 45			
4 PM	00 15 30 45			
5 PM	00 15 30 45			
6 PM	00 15 30 45			
7 PM	00 15 30 45			
8 PM	00 15 30 45			
9 PM	00 15 30 45			

Time		Monday / /	Tuesday / /	Wednesday / /	Thursday / /
8 AM	00 15 30 45				
9 AM	00 15 30 45				
10 AM	00 15 30 45				
11 AM	00 15 30 45				
12 PM	00 15 30 45				
1 PM	00 15 30 45				
2 PM	00 15 30 45				
3 PM	00 15 30 45				
4 PM	00 15 30 45				
5 PM	00 15 30 45				
6 PM	00 15 30 45				
7 PM	00 15 30 45				
8 PM	00 15 30 45				
9 PM	00 15 30 45				

Time		Friday / /	Saturday / /	Sunday / /	Notes
8 AM	00 15 30 45				
9 AM	00 15 30 45				
10 AM	00 15 30 45				
11 AM	00 15 30 45				
12 PM	00 15 30 45				
1 PM	00 15 30 45				
2 PM	00 15 30 45				
3 PM	00 15 30 45				
4 PM	00 15 30 45				
5 PM	00 15 30 45				
6 PM	00 15 30 45				
7 PM	00 15 30 45				
8 PM	00 15 30 45				
9 PM	00 15 30 45				

Time		Monday / /	Tuesday / /	Wednesday / /	Thursday / /
8 AM	00				
	15				
	30				
	45				
9 AM	00				
	15				
	30				
	45				
10 AM	00				
	15				
	30				
	45				
11 AM	00				
	15				
	30				
	45				
12 PM	00				
	15				
	30				
	45				
1 PM	00				
	15				
	30				
	45				
2 PM	00				
	15				
	30				
	45				
3 PM	00				
	15				
	30				
	45				
4 PM	00				
	15				
	30				
	45				
5 PM	00				
	15				
	30				
	45				
6 PM	00				
	15				
	30				
	45				
7 PM	00				
	15				
	30				
	45				
8 PM	00				
	15				
	30				
	45				
9 PM	00				
	15				
	30				
	45				

Time		Friday / /	Saturday / /	Sunday / /	Notes
8 AM	00 15 30 45				
9 AM	00 15 30 45				
10 AM	00 15 30 45				
11 AM	00 15 30 45				
12 PM	00 15 30 45				
1 PM	00 15 30 45				
2 PM	00 15 30 45				
3 PM	00 15 30 45				
4 PM	00 15 30 45				
5 PM	00 15 30 45				
6 PM	00 15 30 45				
7 PM	00 15 30 45				
8 PM	00 15 30 45				
9 PM	00 15 30 45				

Time		Monday / /	Tuesday / /	Wednesday / /	Thursday / /
8 AM	00 15 30 45				
9 AM	00 15 30 45				
10 AM	00 15 30 45				
11 AM	00 15 30 45				
12 PM	00 15 30 45				
1 PM	00 15 30 45				
2 PM	00 15 30 45				
3 PM	00 15 30 45				
4 PM	00 15 30 45				
5 PM	00 15 30 45				
6 PM	00 15 30 45				
7 PM	00 15 30 45				
8 PM	00 15 30 45				
9 PM	00 15 30 45				

Time		Friday / /	Saturday / /	Sunday / /	Notes
*8*AM	00				
	15				
	30				
	45				
*9*AM	00				
	15				
	30				
	45				
*10*AM	00				
	15				
	30				
	45				
*11*AM	00				
	15				
	30				
	45				
*12*PM	00				
	15				
	30				
	45				
*1*PM	00				
	15				
	30				
	45				
*2*PM	00				
	15				
	30				
	45				
*3*PM	00				
	15				
	30				
	45				
*4*PM	00				
	15				
	30				
	45				
*5*PM	00				
	15				
	30				
	45				
*6*PM	00				
	15				
	30				
	45				
*7*PM	00				
	15				
	30				
	45				
*8*PM	00				
	15				
	30				
	45				
*9*PM	00				
	15				
	30				
	45				

Time		Monday / /	Tuesday / /	Wednesday / /	Thursday / /
8AM	00				
	15				
	30				
	45				
9AM	00				
	15				
	30				
	45				
10AM	00				
	15				
	30				
	45				
11AM	00				
	15				
	30				
	45				
12PM	00				
	15				
	30				
	45				
1PM	00				
	15				
	30				
	45				
2PM	00				
	15				
	30				
	45				
3PM	00				
	15				
	30				
	45				
4PM	00				
	15				
	30				
	45				
5PM	00				
	15				
	30				
	45				
6PM	00				
	15				
	30				
	45				
7PM	00				
	15				
	30				
	45				
8PM	00				
	15				
	30				
	45				
9PM	00				
	15				
	30				
	45				

Time		Friday / /	Saturday / /	Sunday / /	Notes
8 AM	00 15 30 45				
9 AM	00 15 30 45				
10 AM	00 15 30 45				
11 AM	00 15 30 45				
12 PM	00 15 30 45				
1 PM	00 15 30 45				
2 PM	00 15 30 45				
3 PM	00 15 30 45				
4 PM	00 15 30 45				
5 PM	00 15 30 45				
6 PM	00 15 30 45				
7 PM	00 15 30 45				
8 PM	00 15 30 45				
9 PM	00 15 30 45				

Time		Monday / /	Tuesday / /	Wednesday / /	Thursday / /
8 AM	00				
	15				
	30				
	45				
9 AM	00				
	15				
	30				
	45				
10 AM	00				
	15				
	30				
	45				
11 AM	00				
	15				
	30				
	45				
12 PM	00				
	15				
	30				
	45				
1 PM	00				
	15				
	30				
	45				
2 PM	00				
	15				
	30				
	45				
3 PM	00				
	15				
	30				
	45				
4 PM	00				
	15				
	30				
	45				
5 PM	00				
	15				
	30				
	45				
6 PM	00				
	15				
	30				
	45				
7 PM	00				
	15				
	30				
	45				
8 PM	00				
	15				
	30				
	45				
9 PM	00				
	15				
	30				
	45				

Time		Friday / /	Saturday / /	Sunday / /	Notes
8 AM	00 15 30 45				
9 AM	00 15 30 45				
10 AM	00 15 30 45				
11 AM	00 15 30 45				
12 PM	00 15 30 45				
1 PM	00 15 30 45				
2 PM	00 15 30 45				
3 PM	00 15 30 45				
4 PM	00 15 30 45				
5 PM	00 15 30 45				
6 PM	00 15 30 45				
7 PM	00 15 30 45				
8 PM	00 15 30 45				
9 PM	00 15 30 45				

Time		Monday / /	Tuesday / /	Wednesday / /	Thursday / /
8 AM	00				
	15				
	30				
	45				
9 AM	00				
	15				
	30				
	45				
10 AM	00				
	15				
	30				
	45				
11 AM	00				
	15				
	30				
	45				
12 PM	00				
	15				
	30				
	45				
1 PM	00				
	15				
	30				
	45				
2 PM	00				
	15				
	30				
	45				
3 PM	00				
	15				
	30				
	45				
4 PM	00				
	15				
	30				
	45				
5 PM	00				
	15				
	30				
	45				
6 PM	00				
	15				
	30				
	45				
7 PM	00				
	15				
	30				
	45				
8 PM	00				
	15				
	30				
	45				
9 PM	00				
	15				
	30				
	45				

Time	Friday / /	Saturday / /	Sunday / /	Notes
8 AM				
9 AM				
10 AM				
11 AM				
12 PM				
1 PM				
2 PM				
3 PM				
4 PM				
5 PM				
6 PM				
7 PM				
8 PM				
9 PM				

Time		Monday / /	Tuesday / /	Wednesday / /	Thursday / /
8 AM	00 15 30 45				
9 AM	00 15 30 45				
10 AM	00 15 30 45				
11 AM	00 15 30 45				
12 PM	00 15 30 45				
1 PM	00 15 30 45				
2 PM	00 15 30 45				
3 PM	00 15 30 45				
4 PM	00 15 30 45				
5 PM	00 15 30 45				
6 PM	00 15 30 45				
7 PM	00 15 30 45				
8 PM	00 15 30 45				
9 PM	00 15 30 45				

Time		Friday / /	Saturday / /	Sunday / /	Notes
8 AM	00 15 30 45				
9 AM	00 15 30 45				
10 AM	00 15 30 45				
11 AM	00 15 30 45				
12 PM	00 15 30 45				
1 PM	00 15 30 45				
2 PM	00 15 30 45				
3 PM	00 15 30 45				
4 PM	00 15 30 45				
5 PM	00 15 30 45				
6 PM	00 15 30 45				
7 PM	00 15 30 45				
8 PM	00 15 30 45				
9 PM	00 15 30 45				

		Week / /	To / /

Time		Monday / /	Tuesday / /	Wednesday / /	Thursday / /
8 AM	00				
	15				
	30				
	45				
9 AM	00				
	15				
	30				
	45				
10 AM	00				
	15				
	30				
	45				
11 AM	00				
	15				
	30				
	45				
12 PM	00				
	15				
	30				
	45				
1 PM	00				
	15				
	30				
	45				
2 PM	00				
	15				
	30				
	45				
3 PM	00				
	15				
	30				
	45				
4 PM	00				
	15				
	30				
	45				
5 PM	00				
	15				
	30				
	45				
6 PM	00				
	15				
	30				
	45				
7 PM	00				
	15				
	30				
	45				
8 PM	00				
	15				
	30				
	45				
9 PM	00				
	15				
	30				
	45				

Time	Friday / /	Saturday / /	Sunday / /	Notes
8 AM				
9 AM				
10 AM				
11 AM				
12 PM				
1 PM				
2 PM				
3 PM				
4 PM				
5 PM				
6 PM				
7 PM				
8 PM				
9 PM